T

COURTE RÉPLIQUE

D'UN

DERMATOPHILE DE PROVINCE

A UN

DERMATOPHILE PARISIEN,

A propos d'un article signé G., dans le numéro du mois de mai 1843, des *Archives médicales*.

LYON.

IMPRIMERIE DE DUMOULIN, RONET ET SIBUET.

Quai Saint-Antoine, n° 33.

1843.

ARTICLE CRITIQUE

SIGNÉ C.,

DU NUMÉRO DU MOIS DE MAI 1843, DES *ARCHIVES MÉDICALES*

*Relativement à la Nouvelle Dermatologie, etc.,
de M. Baumès de Lyon.*

Une production médicale peut avoir pour but : 1º de doter la science de faits nouveaux plus ou moins nombreux ; 2º de rassembler dans un traité unique des faits connus, mais épars dans des sources très-diverses, difficiles à consulter pour la plupart des praticiens ; 3º de ranger des faits connus et même déjà rassemblés en corps dans un ordre qui en fasse mieux sentir l'enchaînement, la dépendance réciproque, qui en montre mieux la nature, qui en facilite l'individualisation, et qui jette plus de lumière sur les indications thérapeutiques. Ces divers buts, quand ils sont atteints, sont tous utiles, quoiqu'à des titres différents. C'est le dernier, et peut-être le plus difficile, que paraît s'être proposé surtout M. Baumès dans le nouvel ouvrage qu'il vient de publier. Nous allons donner un résumé des moyens que l'auteur a mis en usage pour accomplir sa tâche, et chercher à apprécier si sa tentative a été heureuse.

M. Baumès commence par exposer la perplexité dans laquelle il s'est trouvé, ainsi que les jeunes praticiens, lorsque, à l'aide des classifications admises, il a voulu reconnaître une maladie cutanée quelconque, et diriger contre elle un traitement rationnel. C'est pour éviter ce fâcheux embarras à lui-même et aux autres qu'il s'est mis à l'œuvre et a fondé une nouvelle classification plus simple et plus pratique des maladies de la peau. Les reproches très-graves qu'il adresse aux anciennes classifications, et particulièrement à celle généralement adoptée, c'est : 1° d'être dénuées de toute pensée médicale ; 2° d'être basées purement sur l'aspect extérieur, sur la forme *pittoresque* de la maladie ; 3° *d'être un tissu anatomique et sans vie de divisions, sous-divisions, d'espèces, de variétés et sous-variétés, avec l'étalage obligé et nécessairement prétentieusement embrouillé d'un diagnostic différentiel, même pour les plus minces variétés*, etc.; 4° enfin, d'embrouiller et défigurer le langage scientifique par l'emploi de mots *barbares* sur le sens *ancien* desquels on n'a jamais pu être d'accord, etc.

Avant de passer plus loin, nous ferons remarquer que les auteurs qui ont suivi la classification de Willan sont loin de mériter d'aussi durs reproches : ils ne regardent pas cette classification (et ils ont bien soin de le dire, voy. Cazenave et Schedel) comme la perfection idéale, et n'ont d'autre prétention, en décrivant minutieusement les diverses maladies, que de contribuer au progrès de la science, en mettant leurs successeurs à même de rechercher si ces différences de formes ne trahiraient pas d'autres différences plus importantes pour le praticien ; nous verrons plus tard si ces auteurs ont eu tort. Quant aux mots, c'est surtout la signification actuelle qu'il est important de connaître, et nous ne pensons pas que celle-ci soit le moins du monde équivoque.

Pour éviter les inconvénients qu'il a signalés, l'auteur

croit nécessaire d'établir d'abord une classification *médicale scientifique* ou *dermatologique*, de laquelle découlent immédiatement les principes les plus importants de thérapeutique. Puis, une classification topographique ou *dermatographique*, de laquelle on *éliminera entièrement ces variétés, sous-variétés, qui, outre qu'elles n'apprennent rien d'utile, ont l'inconvénient de fatiguer la mémoire, de brouiller le jugement des élèves*, etc.

Pour fonder une classification vraiment *médicale*, l'auteur commence par établir qu'au fond de toute affection cutanée il y a *un principe inconnu*, un *x*, *x* qui n'est autre chose que *l'exercice vicieux de l'activité vitale*, « *revêtant des formes variables, en raison de la diversité des causes qui l'ont suscité, en raison de la variabilité des éléments organiques compromis*. » Cette activité vitale, vicieusement exercée, cette *inconnue*, cet *x*, l'auteur l'appelle *fluxion* : ainsi, *fluxion*, *principe inconnu*, ou *x*, tout cela est la même chose, et l'on peut, sans inconvénient, employer une expression pour l'autre. Cela posé, l'auteur a trouvé que cette *inconnue*, c'est-à-dire la maladie qu'elle produit, car ce n'est que par la maladie que nous sommes avertis de son existence, peut être suscitée : 1º par une cause externe ; 2º par un travail morbide fixé sur un organe interne quelconque ; 3º par le déplacement d'un travail, soit morbide, soit physiologique (hémorrhoïdes, règles, etc.) ; 4º par un trouble général porté de prime abord sur l'ensemble de l'économie et qui *vient faire explosion sur la peau ;* 5º par l'influence exercée sur l'économie par une diathèse ; 6º par rien (ce qui est difficile à croire, quoique l'auteur ait soin d'avertir que cela est rare) ; 7º enfin, par deux ou plusieurs de ces causes réunies. Ayant fait cette découverte, il fonde sa classification *médicale* ou *dermatologique*, en divisant en sept catégories les maladies de la peau ; savoir :

1° *Activité vitale vicieuse*, ou *inconnue*, ou *fluxion*, ou *x*, *par cause externe*.

2° *x réfléchi*. (Maladies sympathiques.)

3° *x déplacé*. (Maladies par suppression des règles, etc.)

4° *x excentrique*. (Mal résultant d'un trouble général.)

5° *x par diathèse* (1).

6° *x idiopathique*. (Mal sans cause : quelquefois l'auteur dit sans cause connue.)

7° *x complexe*.

« Il est évident, dit M. Baumès, que cette manière de classer les éruptions cutanées *dit en même temps explicitement* TOUT *ce qu'il y a à dire* sur l'étiologie de ces maladies, et les causes viennent se ranger naturellement dans chaque catégorie de manière à mettre immédiatement en évidence leur influence directe ou indirecte sur l'origine, la persévérance de ces maladies. On évite ainsi la confusion qui règne dans les traités des maladies de la peau, publiés jusqu'à ce jour, traités où l'on présente pêle-mêle, à l'article *Étiologie*, toutes les circonstances que l'on regarde comme causes, sans exprimer, dans les cas où leur action n'est pas simplement directe, extérieure, sans exprimer, dis-je, par quel enchaînement de conditions morbides dans l'organisme, l'éruption cutanée a été produite et est entretenue. »

Il nous faut avouer que nous ne pouvons partager l'opinion de l'auteur sur les avantages de sa classification.

______

(1) A propos de diathèses, l'auteur, pour des raisons à lui connues sans doute, mais qui pourraient cependant n'être pas irréprochables, n'en admet que quatre, savoir : la diathèse scrofuleuse, la diathèse syphilitique, la diathèse cancéreuse et la diathèse scorbutique.

Sans doute il est extrêmement important de connaître la cause d'une maladie, c'est ce que tous les auteurs de pathologie générale et spéciale ont eu soin de répéter ; c'est une chose aussi ancienne que le monde, quoique l'auteur semble la croire nouvelle, car le père de la médecine l'avait déjà érigée en principe par le fameux : *Sublata causa tollitur effectus*. Mais, quelque importante que soit cette connaissance, elle ne saurait suffire dans la plupart des cas pour guérir la maladie ; car l'action de la cause est souvent instantanée ou de courte durée, et l'on n'a plus, lorsqu'on est appelé près du malade, qu'à s'occuper des effets. Ajoutez à cela que la cause, malgré l'assertion contraire de l'auteur, reste *très-souvent* inconnue aux plus clairvoyants, et qu'alors on est bien obligé d'en faire abstraction, et de se conduire en conséquence.

Ainsi donc, en principe, il n'y a rien de nouveau dans les considérations qui ont conduit l'auteur à sa classification *dermatologique* ou médicale. Ce qu'il y a de nouveau, c'est l'application malheureuse de ce qui était depuis longtemps connu, et l'intervention d'un mot nouveau qui ne peut servir à rien pour éclairer quoi que ce soit, puisqu'il représente une inconnue ; l'application malheureuse, c'est de vouloir fonder une classification sur le caractère le moins connu des maladies, l'étiologie : car, pour qu'un caractère puisse servir de base à une classification, il faut, comme condition première, connaître ce caractère dans tous les cas où on veut l'appliquer. Je sais bien qu'aucune partie de la médecine n'est encore assez bien connue pour que cette condition puisse être remplie, mais personne ne contestera sans doute que l'anatomie pathologique ne soit, grâce aux travaux contemporains dont l'auteur paraît faire peu de cas, la partie de notre

art sur laquelle on possède le plus de connaissances positives, et conséquemment la partie sur laquelle on peut
fonder la classification la moins défectueuse. Quant au
mot *fluxion*, il est évident qu'il est parfaitement inutile,
puisqu'il représente un travail inconnu dans sa nature et
appréciable seulement par les effets sensibles, c'est-à-dire
par les lésions anatomiques : dire par conséquent *eczéma
à fluxion par cause externe*, c'est exprimer d'une manière
fort ambiguë ce que l'on exprime beaucoup plus claire-
ment dans le langage *vulgaire*, en disant : *eczéma par
cause externe*.

Nous ne suivrons pas l'auteur dans ses longues et souvent fort obscures discussions, à propos de chaque catégorie d'*x* ou de *fluxion*, discussions dont la conclusion
thérapeutique ou pratique est toujours et uniquement
celle-ci : c'est que, dans toute maladie de la peau, il faut,
pour la guérir, enlever la cause qui la produit.

Passons à la seconde et à la plus longue partie de
l'ouvrage de M. Baumès, à la *classification dermatographique*.

Nous savons déjà quels sont les défauts que M. Baumès
trouve à la classification de Willan plus ou moins modi-
fiée : ces défauts sont d'employer des mots barbares
(grecs, latins, arabes), d'embrouiller et de fausser l'esprit
des élèves en les tenant fixés sur des détails inutiles. Il
évite ces défauts en réduisant le nombre des ordres généralement admis, en confondant dans une même description des variétés et des espèces qui n'ont pas assez d'importance pour être décrites à part, et enfin en substituant
aux mots barbares usités des dénominations claires et
simples, qui indiquent les lésions élémentaires de la peau.

Ainsi, les trois ordres des *vésicules*, des *bulles* et des *pustules*, sont réunis dans un seul ordre, les éruptions *vésiculeuses* ou *puro-vésiculeuses*. En modifiant la classification de Plenck ou plutôt celle de Willan, ou mieux encore de Biett et Cazenave, l'auteur obtient les huit ordres suivants : 1° *Eruptions érythémateuses ;* 2° *Eruptions vésiculeuses* ou *puro-vésiculeuses;* 3° *Eruptions papuleuses;* 4° *Eruptions tuberculeuses ;* 5° *Eruptions squameuses; éruptions ne pouvant entrer dans un seul, ou se rapportant à la fois à plusieurs ordres précédents* (l'auteur place dans cette catégorie, sans nom et sans n° d'ordre, l'érysipèle, l'urticaire, l'acné, la coupe-rose, la mentagre et le lupus); 6° *Macules ;* 7° *Excroissances ou végétations, tumeurs cutanées* : il y a dans cet ordre trois sous-divisions, outre les végétations et tumeurs cutanées ordinaires, savoir : *les tumeurs cutanées furonculeuses* (clou, etc.); *tumeurs cutan. gangrén. ou charbonneuses* (charbon, pust. maligne), *et tumeurs cutanées hétéromorphes* (kéloïde, éléphantiasis des Arabes, bouton d'Alep, *frambœsia, molluscum); 8° maladies ou altérations des parties dépendantes de la peau, épiderme, ongles, cheveux et poils.*

L'auteur ne se contente pas de réunir dans un seul groupe plusieurs de ceux que les auteurs les plus justement accrédités ont décrits séparément, il confond encore dans une description générale plusieurs des espèces qui composent ce groupe : ainsi l'eczéma, l'herpès, l'impétigo, l'ecthyma, et à plus forte raison leurs variétés, sont compris dans des généralités sur les éruptions puro-vésiculeuses, et ne sont décrits nulle part, ou plutôt ils sont décrits par lambeaux dans divers points de ces généralités, de manière à ce qu'il est à peu près impossible d'en reconstituer un tout individuel. C'est par cette

confusion souvent inextricable que l'auteur croit éclairer
et faciliter l'étude des maladies de la peau ; il considère
comme de nulle valeur les divisions des auteurs, et
toutefois il ne manque pas d'observer après eux que certaines formes d'une même espèce offrent des caractères
spéciaux, que l'érythème noueux, par exemple, *se montre plus particulièrement aux membres, qu'il s'accompagne
parfois de quelques symptômes généraux qui annoncent une
affection plus ou moins grave de l'économie*, etc. En voyant
de tels faits, il nous est impossible de nous ranger de
l'avis de l'auteur. Il est certain que quelques formes d'é-
ruptions ont une marche spéciale, un siége spécial, et quelquefois des causes spéciales; elles peuvent par conséquent
avoir un traitement spécial, et si l'on veut faire progresser
la thérapeutique, il est indispensable d'en conserver la dis-
tinction. Mais cela serait encore indispensable lorsqu'on
ne considérerait que la facilité de l'étude ; car il arrivera
souvent que l'élève ou le jeune praticien se trouvera em-
barrassé et croira avoir affaire à une maladie nouvelle ou
encore mal connue, s'il tombe sur une variété non dé-
crite : de là des tâtonnements pénibles pour lui et quelquefois fâcheux pour le malade. Il nous est impossible
également d'adopter la méthode de l'auteur pour la description des causes. Nous ne voyons pas quel avantage il
peut y avoir à répéter, à propos de chaque maladie,
quand on a déjà si longuement insisté là-dessus dans les
généralités, que cette maladie peut être due à une *fluxion*
de cause externe, à une *fluxion déplacée*, etc. , sans
jamais spécifier la cause. Nous aimons encore mieux le
pêle-mêle des auteurs (si pêle-mêle il y a) , qui nous indi-
que chaque cause en particulier , attendu qu'il peut y avoir
et qu'il y a en effet souvent des différences importantes

entre une même forme de maladie , lorsqu'elle est produite par des causes diverses dont la manière d'agir est
en apparence semblable. Il suffit de se rappeler les diverses espèces de brûlures , qui toutes sont des lésions de
cause externe , pour être convaincu de cette vérité.

Nous avons dit que l'auteur remplace les mots anciens,
qu'il trouve obscurs et barbares, par des noms qui indiquent les lésions anatomiques de chaque maladie. Nous
avons regretté, en voyant cette burlesque enfilade de
noms , qu'il n'ait pas profité de l'exemple tristement célèbre qu'il avait sous les yeux pour se prémunir contre la
prétention de vouloir remplacer par un nom la description d'une maladie. Quelques citations suffiront pour jus-
tifier notre critique : Vous avez une certaine forme de vésicules que vous appelez *eczéma ,* l'auteur l'appelle tout
simplement une *éruption érythémato-vésiculeuse agglomérée;*
vous avez une autre forme que vous appelez *impétigo ,*
l'auteur l'appelle *simplement : éruption érythémato-puro-
vésiculo-crustacée agglomérée.* Que signifie le mot *variole ?*
rien par lui-même ; que si, au contraire, vous dites :
éruption érythémato-vesiculo-puro-crustacée , et surtout si
vous ajoutez : par *fluxion excentrique ,* croyez-vous
donner une idée exacte et complète de la variole ? Nous ne
pensons donc pas que M. Baumès ait été plus heureux
dans sa classification *pittoresque* que dans sa classification
médicale.

Il reste une troisième partie à examiner, c'est la partie
descriptive. Cette partie , d'après les idées de classification de l'auteur, devait être un peu négligée, c'est ce
qui est arrivé. Cela est d'autant plus à regretter que, pos-
sédant un talent incontestable d'exposition , il aurait pu,
après avoir observé autant de maladies qu'il a dû le faire,

améliorer quelques descriptions , et servir ainsi la science d'une manière beaucoup plus efficace qu'en imaginant des classifications nouvelles , qui auront, nous le craignons bien , plus d'inconvénients que d'avantages.

La thérapeutique est en général traitée avec plus de soin que la symptomatologie , et le praticien y trouvera des renseignements utiles. En certains points , cependant , elle est indiquée d'une manière trop vague , et cela encore est une conséquence de la méthode adoptée par l'auteur , et qui est de décrire en masse plusieurs maladies qui, ainsi que nous l'avons déjà dit, demandent à être distinguées les unes des autres. L'auteur se borne souvent à donner à la suite de ces descriptions quelques préceptes de thérapeutique générale, qu'on doit nécessairement connaître avant d'étudier la pathologie spéciale , et qui sont en conséquence inutiles. Comme appendice à la partie thérapeutique de son ouvrage , M. Baumès a donné à la fin du second volume un aperçu sur l'utilité des diverses eaux minérales naturelles dans les maladies de la peau , et quoique les considérations par lesquelles l'auteur est conduit à préférer telle ou telle eau dans tel ou tel genre de maladie, ne soient le plus souvent que des vues rationnelles que l'expérience n'a pas rigoureusement confirmées, cette partie sera néanmoins consultée par les jeunes praticiens avec beaucoup d'avantages , vu la difficulté, dans l'espèce, de trouver des observations exactes.

Qu'il nous soit permis , en terminant , d'adresser à l'auteur un reproche général, qui résumera toutes les impressions particulières que nous a fait éprouver la lecture de son ouvrage. M. Baumès a paru oublier, en écrivant , la belle position dans laquelle il était, et n'en a que peu ou point tiré parti. Il n'est pas de médecin qui , avec son talent, talent auquel nous rendons avec plaisir toute la justice qu'il mérite ; il n'est pas , disons-nous, de médecin qui , sans avoir jamais vu des maladies cutanées de la peau, n'eût été capable, à peu de chose près, de composer un pareil traité. Ce défaut vient de ce que l'on n'est pas encore assez convaincu qu'en médecine le talent, le génie même , ne saurait suppléer à l'observation. Rien ne prouve mieux cette vérité que la comparaison de l'ouvrage dont nous venons de donner un aperçu avec le traité des maladies syphilitiques du même auteur (1). Ce dernier ouvrage, le meilleur que nous possédions sur cette matière, doit en très-grande partie sa supériorité aux faits importants d'observation qu'on y trouve consignés.

C.

(1) *Précis théorique et pratique sur les maladies syphilitiques ;* Paris et Lyon, 1840-1841.

COURTE RÉPLIQUE

D'UN

DERMATOPHILE DE PROVINCE

A UN

DERMATOPHILE PARISIEN,

A propos d'un article signé C., dans le numéro du mois de mai 1843, des Archives médicales.

M. *C....*, fidèle disciple de Biett, dont il s'est chargé de nous transmettre le langage et les idées, a prouvé, dans l'article précédent, combien il est difficile d'obéir aux seules lois de l'impartialité, lorsque, auteur soi-même d'un Traité sur un sujet médical, ou entièrement identifié avec les principes de l'auteur qui a écrit ce Traité, l'on est appelé, comme collaborateur rédacteur d'un journal médical publié à Paris, à donner une appréciation des ouvrages sur la même question, renfermant des idées en grande partie opposées à celles dont on est soi-même, sinon l'auteur, du moins l'ardent apologiste. En cela M. *C.* s'est montré bien moins réservé que son honorable collègue de la *Revue médicale*, M. *G.....*, dont l'ouvrage dermatologique, bien que basé sur les mêmes données de classification germanico-anglaise, a cependant une valeur *médicale*, c'est-à-dire, une valeur, la seule réelle, supérieure à celle de l'ouvrage des autres disciples de M. Biett.

En effet, M. *G.*, après une courte appréciation de ma *Dermatologie*, dans la *Revue médicale*, appréciation qui paraîtra, à tout médecin impartial, plus juste et faite en termes plus convenables que celle de M. *C.*, fait sagement entendre que sa position, en quelque sorte de juge et de partie dans cette question, ne lui permet peut-être pas de voir les choses comme elles sont en réalité.

M. *C.*, loin d'imiter cette réserve, et regardant sans doute comme non avenus les éloges qui ont été donnés par les autres journaux de médecine à ce qu'il peut y avoir de bon dans mon ouvrage, se pose en législateur dermatologue, et, méconnaissant presque entièrement ce qu'il y a d'essentiellement médical, d'essentiellement pratique dans cet ouvrage, négligeant de citer des faits importants de pratique médicale, tels que la guérison radicale d'une lèpre tuberculeuse au degré le plus avancé, la guérison sûre et radicale, en fort peu de temps, trois mois au plus, des teignes faveuses, plus ou moins invétérées, par un moyen très-simple et peu douloureux, etc. (1), il se

____

(1) Je publierai un Mémoire plus développé sur l'emploi de ce moyen qui se compose simplement de gomme ammoniaque et de vinaigre,

redresse avec fierté, quand il compare aux savantes expressions, et aux précieuses espèces et variétés, *eczéma, simplex, solare, rubrum, impetiginodes; ecthyma, infantile, cachecticum, luridum ; rupia, simplex, proeminens, escarrotica; psoriasis, guttata, diffusa, infantilis, inveterata, gyrata, ophtalmica, labialis, preputialis, scrotalis, palmaria, unguium; roseola, œstiva, autumnalis, infantilis, annullata, variolosa, vaccina, miliaris, etc., etc.,* de son maître Biett-Willan, mes expressions triviales, à force d'être simples, qui désignent tout bonnement, non pas la maladie, comme le dit M. *C.*, mais les éléments *rougeur, vésicule, furfur, squammes, etc.*, dont la réunion, dans un certain ordre, forme la partie matérielle, visible, pittoresque de cette maladie.

M. *C.* feint même de ne pas comprendre les véritables cas d'application de cette méthode graphique; car, dans l'intention sans doute de plaisanter plus agréablement, ce qu'il n'est cependant parvenu à faire que plus burlesquement, il prend sur lui d'appeler la variole, *éruption erythématovésiculo-puro crustacée.* Si M. *C.* a compris ma méthode si simple de classification dermatographique, il est évidemment de mauvaise foi; car, premièrement, il est faux que j'aie donné à la

moyen à l'aide duquel toutes les teignes faveuses indistinctement sont guéries à l'Antiquaille, sans avoir plus d'une récidive sur 60 à 70 teigneux.

variole d'autre nom que celui de *variole;* secondement, je ne pouvais pas, je ne devais pas lui en donner d'autre; en effet, c'est précisément à la variole et à toutes les maladies cutanées aussi bien caractérisées, aussi médicalement distinctes des autres, ayant ainsi une importance réelle pour le médecin, méritant à si juste titre le nom d'espèce, et par conséquent une description détaillée à part, c'est à la variole et aux maladies analogues qu'il faut simplement appliquer la dénomination quelconque par laquelle on les désigne depuis longtemps; tandis que toutes ces variétés et sous-variétés ridicules des espèces ou genres *eczéma, herpès, ecthyma, rupia, psoriasis, etc.,* n'ayant rien dans leur existence que de fugitif, de précaire, de prêt à se confondre à tout instant avec les divisions et sous-divisions voisines, n'offrant d'importance réelle que par les circonstances médicales diverses, mobiles, auxquelles elles se rattachent, toutes ces variétés et sous variétés, dis-je, doivent être rationnellement et plus fidèlement désignées par une dénomination contenant l'énumération des divers éléments, *rougeur, vésicule, furfur, squamme, etc.* entrant dans leur composition.

Or, c'est là ce que j'ai fait pour toutes ces prétendues espèces, variétés et sous - variétés. Si cela n'est pas du goût de M. *C.,* qui veut faire, avant tout, de la pathologie cutanée ce qu'un célèbre professeur appelait plaisamment et justement un *jardin de botanique,* cela a été au

contraire fortement du goût de la très-grande
majorité des médecins non intéressés par amour-
propre d'auteur dans la question, des élèves et des
jeunes praticiens qui, m'ayant vu appliquer au lit
du malade, avec un succès connu de tous, mes
idées de classification médicale et ma méthode
d'interrogation des malades, ne suivent pas d'autre
marche en débutant dans la pratique médicale où
ils évitent ainsi bien des perplexités, des erreurs,
des mécomptes, partage si fréquent des amateurs
scrupuleux et exclusifs des descriptions graphiques, relativement aux nombreuses variétés, ridi-
culement créées, des maladies de la peau.

Ces élèves et ces jeunes praticiens, ainsi que
tous les médecins de bon sens, ont ri comme moi
et avec moi de cette manie bouffonne de classification dans les extrêmes qui conduit par exemple,
entre bien des faits de ce genre que je pourrais
citer, à un échantillon de classification aussi drô-
latique que le suivant. « L'urticaire qui, selon
« MM. Cazenave et Shédel, appartient aux exhan-
« tèmes caractérisés par la *rougeur* disparais-
« sant momentanément sous l'impression des
« doigts, etc.; l'urticaire est caractérisée elle-
« même par des plaques, des élevures souvent
« plus *blanches* que le reste de la peau; »

De sorte que ce qui est *blanc* peut appartenir à
un groupe dont le caractère, dans tous les cas,
est d'être *rouge*.

Au reste, n'ayant point dans ce moment l'in-

tention de revenir sur l'appréciation critique que
me suggéra dans le temps l'examen de toutes les
subtilités anti-médicales de la classification de
Biett-Willan, si péniblement développée dans l'ouvrage de MM. Cazenave et Shédel, je ne puis que
prier le lecteur de jeter un coup d'œil sur les prolégomènes de ma *Dermatologie*, surtout sur ma
Lettre aux dermatophiles, publiée à Paris, en 1834 ;
lettre qui, malgré l'analyse spirituelle et provoca-
trice qui en fut faite par quelques journaux, mais
principalement par la *Gazette médicale de Paris*,
n'obtint de Biett aucune réponse, parce que ce
médecin considérait, à ce qu'il dit alors à quelques
personnes, cette lettre comme un *pamphlet*. C'était
un moyen comme un autre d'éviter d'entrer en
discussion.

Quant à ma classification médicale ou dermatologique, je devais nécessairement m'attendre à
en voir les principes, la doctrine, encore moins
partagés par M. *C.*; car ces principes, cette doctrine font encore plus fortement sentir toute la
vanité, toute la futilité de la classification dermatographique anglo-française, qui est incapable de
conduire par elle-même à remplir rationnellement
la moindre indication thérapeutique, relativement
aux maladies de la peau. Ce sont ces principes,
cette doctrine qui m'ont guidé, qui me guident
constamment dans ma pratique médicale; qui ont
servi à diriger les premiers pas des jeunes praticiens ayant suivi attentivement ma clinique où

ces principes ont été continuellement appliqués, développés ; qui conduisent à guérir le plus sûrement et sans rechute les dartres, lorsqu'elles ne sont pas héréditaires, en étudiant rigoureusement et méthodiquement, selon la marche que j'ai tracée, tous les antécédents du malade ayant pu influer sur l'apparition de la maladie cutanée, toutes les circonstances qui contribuent encore à l'entretenir.

Mais, pour cela, il faut savoir reconnaître toute l'importance de ces antécédents, de ces circonstances ; il faut avoir l'art ou vouloir se donner la peine d'interroger convenablement les malades, d'examiner l'état de leurs organes, d'analyser la manière dont s'exécutent leurs fonctions, et il faut ne pas se hâter de prononcer la sentence banale , *sans cause connue*, de manière à se trouver réduit alors à user, sans guide ni boussole, du plus absurde empirisme, par exemple, des pommades N° 1, puis N° 2, puis N° 3, etc., et conjointement de remèdes intérieurs analogues, jusqu'à ce que, le mal résistant ou n'étant que pallié, on l'abandonne de guerre lasse à lui-même, ou jusqu'à ce que la dartre étant guérie seulement en apparence, commé cela arrive si souvent, le malade revienne bientôt avec la même dartre, contre laquelle on recommence la même série d'expérimentations.

Il est vrai de dire, cependant, que M. *C.* paraît prendre part au progrès relativement à l'importance que l'on doit ajouter à la connaissance des causes. Dans la première édition de l'ouvrage de

Cazenave et Shédel, par exemple, on n'avait pas
fait remarquer, comme M. *C.* le fait spirituellement
dans l'article critique, que l'importance de la connaissance de la cause d'une maladie « est une
« chose aussi ancienne que le monde; car le père
« de la médecine l'avait déjà érigée en principe
« dans le fameux *Sublatâ causâ, tollitur effectus.* ».
Il est à regretter seulement que M. *C.,* pendant
qu'il était en train de citer Hippocrate, n'ait pas
cherché à apprécier, ce qui eût été un véritable
à propos, la valeur médicale probable que l'esprit
de ce grand homme eût attaché à une classification du genre de celle dont lui, M. *C.,* s'est fait
le prosélyte et le commentateur.

Mais M. *C.* se hâte bientôt d'ajouter que la cause
des maladies cutanées est, *le plus souvent, inconnue aux plus clairvoyants.* Comme tout nous fait
un devoir de placer un médecin du mérite de
M. *C.* au rang des plus clairvoyants, bien des praticiens comme moi éprouveront quelque embarras
à faire cadrer avec cette clairvoyance les paroles
suivantes, que M. *C.* adopte également, et que l'on
trouve dans la préface du *Traité des maladies de
la peau,* de Cazenave et Shédel : « Les cas où les
« maladies de la peau ne sont que des phénomènes
« sympathiques de l'inflammation des voies diges-
« tives sont *extrémement rares,* et le plus souvent
« ce sont des affections qui se compliquent plutôt
« qu'elles ne dépendent l'une de l'autre. » L'embarras sera d'autant plus grand que , quelques

pages auparavant, on lit ces paroles : « Des faits
« qui prouvent des rapports intimes et sympa-
« thiques entre l'estomac et la peau se trouvent
« consignés dans *tous les auteurs*, et Lorry surtout
« insiste d'une manière toute particulière sur ces
« rapports, etc., etc. »

Ainsi donc, pour M. *C.*, les causes des maladies
cutanées étant le plus souvent inconnues aux plus
clairvoyants, il n'y a plus qu'un parti à prendre,
c'est d'établir, de décrire exactement, minutieusement les espèces, les variétés, les sous-variétés,
parce que..... vous allez peut-être dire, parce que
pour chaque description exacte, minutieuse, il y
a un rapport entre un remède curatif dû au hasard,
à l'empirisme et la variété minutieusement dé-
crite, ce qui justifierait aux yeux de tous les
hommes de sens cette scrupuleuse description ;
mais vous n'y êtes pas ;..... c'est parce que tous
ces tableaux microscopiquement dermatographiques peuvent un jour être utiles à nos descendants
qui trouveront sans doute les causes, l'utilité de
ces nombreuses variétés ; c'est parce que, ajoute
M. *C.*, *l'anatomie pathologique étant la partie de
notre art sur laquelle on possède le plus de connaissances positives, c'est surtout sur ce qui se
rattache aux détails de cette anatomie pathologique que doit être basée une bonne classification.*

Il faut avouer que voilà un singulier langage de
la part d'un homme qui se consacre à l'art de
soulager ou de guérir les maladies. Je laisse aux

véritables médecins le soin de juger les prétentions de cet amateur de cadavres.

Enfin, il n'en est pas moins vrai que vous vous procurerez de cette manière un superbe tableau dermatographique pour le plaisir des yeux ; un véritable jardin de botanique, avec la différence cependant que dans ce jardin vous pouvez apprécier positivement le rôle que jouent les choux, les raves, tandis qu'il vous sera difficile de dire à quoi servent l'*eczéma impétiginodes*, l'*ecthyma luridum*, le *rupia escarrotica*, le *psoriasis infantilis*, la *roséola œstiva* ou *autumnalis* et tant d'autres agréables végétations dermo-pathologiques de ce genre.

Puisque M. *C.* n'approuve pas les idées que j'ai émises sur ce que j'ai appelé *fluxion*, relativement aux maladies de la peau ; il pouvait se passer de défigurer ces idées avec un ton auquel il ne manque, pour constituer de la bonne plaisanterie, qu'un peu plus de style et surtout de logique.

La *fluxion* est le principe actif qui produit le plus directement, le plus immédiatement la maladie de la peau ; c'est une inconnue, un x sans doute, quant à sa nature, et il serait absurde de prétendre faire connaître la nature, l'essence du principe qui produit le plus directement, le plus immédiatement la maladie, mais je me sers uniquement de ce mot *fluxion*, pour exprimer l'activité vitale vicieusement et avec une altération quelconque dirigée vers une partie de l'organisme. Je

l'établis ainsi uniquement par opposition à ce certain état *passif* que certains livres veulent voir au fond de plusieurs maladies de la peau. C'est de *l'activité* et non de la *passivité* qu'il y a au fond de toute vraie maladie de la peau, de toute vraie dartre ; il s'agit d'apprécier, de connaître le rapport réel qu'il y a entre cette activité s'exerçant actuellement sur une partie quelconque du tissu cutané et tout ce qui s'est passé antérieurement chez le malade, pour mettre cette activité en exercice. Il s'agit donc, comme je l'ai dit dans mes prolégomènes (page 7), de chercher, non la nature, l'essence, la valeur intrinsèque, la valeur absolue de cette inconnue, de cette *fluxion*, mais de chercher, de trouver la valeur relative de cette *fluxion*, « la valeur indiquant la conduite à tenir,
« la direction à suivre, dans le traitement. Or,
« pour un médecin dont l'unique but est et doit
« être de soulager, de guérir les maladies, cette
« valeur relative est représentée par la connais-
« sance de la cause, de la condition morbide in-
« terne, qui ont fait naître, qui entretiennent la
« maladie de la peau ; connaissance sur laquelle
« est fondée la véritable indication à remplir ;
« et lorsque cette cause, cette condition morbide
« interne sont inappréciables, inconnues, ce qui
« arrivera rarement, si l'on fait une analyse mé-
« dicale exacte de toutes les circonstances offertes
« antérieurement et actuellement par le malade ;
« lorsque la dartre pourra être considérée comme,

« tenant à une disposition morbide inhérente à
« la peau seulement, comme une maladie propre
« à ce tissu, indépendamment de ce qui se passe
« ailleurs, dans l'économie, comme une maladie
« *idiopathique*, en un mot, cette valeur relative
« de l'inconnue *fluxion* se réduit à la simple con-
« naissance d'un fait empirique, c'est-à-dire, à la
« connaissance du rapport d'amélioration ou de
« guérison établi par l'empirisme, l'observation,
« l'expérience, entre tel remède donné, appliqué
« directement à l'éruption et telle forme éruptive
« revêtue par la *fluxion*, qui n'est aussi, alors
« qu'un phénomène morbide isolé, local, étran-
« ger au reste de l'organisation. »

Dans ce cas où la fluxion, où la maladie cutanée est simplement *idiopathique*, dans cette catégorie de maladies cutanées que j'ai caractérisée par
le nom de *fluxion idiopathique*, M. *C.* m'accuse
d'avoir ainsi établi que la maladie de la peau était
produite *par rien*, que c'était un *mal sans cause.*
Voilà qui est merveilleux de la part d'un homme aussi
clairvoyant que M. *C!* Comment donc! une dermatose produite uniquement par une disposition
morbide héréditaire ou acquise, propre au tissu
cutané, est *un mal sans cause!* C'est un mal sans
cause, parce que la fluxion qui produit la maladie
cutanée, ne peut se rattacher comme effet, comme
conséquence à aucune des circonstances pathogéniques qui donnent lieu aux maladies de la peau
dans les autres catégories!.... Mais c'est précisé-

ment l'absence d'une liaison quelconque entre ces circonstances pathogéniques et la dermatose en question , qui donne à cette dermatose un caractère positif médical , puisque , pour la guérir , il faut alors n'entrer dans d'autre considération que celle de la disposition morbide de la peau elle-même ; puisqu'il faut alors uniquement s'adresser à la peau par des remèdes appropriés , par des remèdes spéciaux, s'il en existe.

Ce qu'il y a de singulier , c'est qu'on lit dans le Traité des maladies de la peau de Cazenave et Shédel (préface , pag. 48) ; « Parmi les causes prédis-« posantes individuelles qui tiennent le premier « rang , il faut signaler cette disposition *sui ge-*« *neris* de l'économie , véritable *idiosyncrasie* , « d'où il résulte que certaines personnes sont at-« teintes d'affections cutanées sous l'influence des « causes les plus légères en apparence. Souvent « même , chez ces personnes, l'on chercherait en « vain une cause même probable pour expliquer « l'apparition de la maladie. »

Dans ces cas auxquels se rapporte précisément la catégorie des maladies que j'ai appelée par *fluxion idiopathique* , l'*idiosyncrasie* dont il est question dans le passage précédent, cette *idiosyncrasie* qui à elle seule est capable de produire la maladie cutanée, se réduit donc maintenant à *zéro* ! Cette maladie est donc un *mal sans cause* !.... Il faut avouer que, quand on veut passer pour un critique plaisant, dans des discussions scientifiques et qu'on manque de logique, on s'expose à passer plutôt pour un plaisant critique. C'est la logique qui était au fond de la bonne plaisanterie de Pascal et de Paul Louis Courrier.

Avec les dispositions d'esprit de M. *C.*, relativement à la possibilité d'arriver, par un examen convenablement fait, à la découverte des causes ou du moins de l'enchaînement des circonstances qui ont amené chez un dartreux la maladie de la peau, il est infiniment probable, qu'en interrogeant les malades, si toutefois il veut se donner la peine de les interroger convenablement, il néglige ou regarde sans importance des circonstances influentes qui peuvent cependant en offrir beaucoup. Tous les médecins qui, en abordant un malade dartreux, seront animés des mêmes tendances et croiront à priori très-difficile ou impossible de découvrir les causes ou plutôt l'enchaînement de toutes les circonstances qui ont présidé au développement de la dartre, agiront de même, se hâteront de prononcer le *sans cause connue*, auront aussitôt recours à un traitement empirique, ne sauront pas apprécier la valeur des phénomènes qui suivront l'amélioration ou la guérison apparente de la dartre, si on peut l'obtenir, et ne pourront par conséquent en aucune manière prévoir les chances de récidive qu'offre la maladie, chose extrêmement importante cependant; car c'est le pronostic qui caractérise au plus haut degré le médecin observateur ; c'est le pronostic qui distingua par-dessus tout Hippocrate ; c'est le pronostic qui forme le vrai champ scientifique où le médecin se sépare du *guérisseur*.

M. *C.* exprime le regret que je n'aie pas profité de ma position à l'Antiquaille pour perfectionner certaines descriptions graphiques , faire la découverte de nouvelles formes de maladies cutanées , et créer sans doute aussi de nouvelles variétés pittoresques. De mon côté , j'exprimerai le regret que certain médecin de l'hôpital Saint-Louis n'ait pas jugé à propos de mieux employer son temps , en donnant des développements convenables à ce qu'il y avait de philosophique , de médical dans la doctrine dermatologique de Lorry et d'Alibert. Car, il faut le dire, la véritable gloire de l'hospice Saint-Louis, le véritable auteur de la réputation européenne de cet hospice, c'est Alibert , Alibert qui a mis dans son premier Traité des maladies de la peau un fond de philosophie médicale, un cachet d'originalité dont plus tard, en croyant mieux faire , il a plutôt obscurci que rehaussé l'éclat , par la création de son arbre des dermatoses.

J'exprimerai le regret que Biett , d'abord disciple d'Alibert, dans l'accès d'une fâcheuse anglomanie, ait cru convenable d'introduire dans l'hospice Saint-Louis les élucubrations dermatographiques de Willan, plutôt que de prêter l'appui de son talent à l'amélioration, à la défense , à la propagation de l'œuvre française, de l'œuvre nationale de son premier maître Alibert.

M. *C.* termine en disant : « Il n'est pas de mé-
« decin qui, avec le talent de M. Baumès, talent
« auquel nous nous plaisons à rendre justice, n'eût
« été capable , *sans avoir jamais vu des maladies*
« *cutanées*, de composer un semblable traité. »

Ce jugement sommaire enveloppé dans la for-
mule banale de l'éloge sans conséquence que l'on
veut bien accorder au talent d'un compétiteur, je
ne saurais l'accepter, et il paraîtra certainement,
relativement à la position où je me trouve depuis
bien des années, tout-à-fait extraordinaire à bien
des gens. Il est, en effet, prodigieux que M. *C.*ait
l'air de vouloir persuader à ses lecteurs que j'ai
composé mon ouvrage sans avoir vu les maladies
cutanées dont j'ai tracé les caractères essentiels ,
l'étiologie et la thérapeutique rationnelle. Je sais
bien que l'école dermatologique à laquelle il appartient, aime à dilater sa faconde dans les détails
infinis de formes, de symptômes , d'accidents que
présente chaque affection morbide; mais que
reste-t-il au lecteur de tant d'observations de ce
genre, que ne réunit aucun lien solide de doctrine?
N'est-ce pas cette manie descriptive qui encom-
bre chaque jour la science de faits innombrables
dont elle ne peut tirer aucun parti; et la facilité de
produire ainsi de gros volumes ne crée-t-elle pas
cette foule d'écrivains malencontreux dont les
œuvres n'ont que la durée d'un jour !

L'observation n'est rien sans l'induction, et si
l'analyse est nécessaire pour étudier , c'est par la

méthode synthétique surtout que l'on peut ensei-
gner avec fruit. Quand cette vérité sera mieux connue, peut-être aurons-nous moins d'amateurs du
scalpel et du burin s'érigeant en auteurs ou en
critiques.

Pour moi, chargé, dans un grand hôpital, d'un
enseignement sur les maladies cutanées que l'on y
traite, j'ai cru que, pour faire profiter le public
médical de mes recherches et d'une expérience acquise avec grand labeur, il y avait quelque chose
de mieux que de le saturer d'histoires particulières
et de détails graphiques, où l'œil et le compas
peuvent avoir beaucoup à faire, mais où ne pourra
jamais trouver à se placer la science du vrai médecin.

Enfin, je terminerai moi-même en priant M.
C. de me permettre de ne pas accepter non plus
l'éloge, certainement exagéré, qu'il a eu la
bonté de faire de mon ouvrage sur les maladies vénériennes dans les dernières lignes de
son article critique. Il est probable qu'il aura
voulu mettre là une fleur pour m'indemniser des
épines qu'il avait eu sans doute l'intention de ré-
pandre dans les autres parties de son article ; mais
j'ai l'esprit tourné de telle manière, et les rivalités
scientifiques à Paris me paraissent tellement ar-
dentes, qu'une autre explication se présente à moi,
dont j'ose à peine formuler les termes ; la voici,
cependant : Si **M.** *C.* ou *son homogène* avait écrit
un traité des maladies vénériennes, au lieu d'é-

crire un traité des maladies de la peau , il est infiniment probable qu'il eût préféré mon traité des
maladies de la peau à mon traité des maladies
vénériennes.

P. BAUMÈS,

Ex-chirurgien en chef de l'hospice de l'Antiquaille, à Lyon.

Lyon, 6 juin 1843.

Lyon. — Imprimerie de Dumoulin, Ronet et Sibuet.